Merry Goedert
Luciana Dias Pinto
Juliana Tessari Dias Rohr

# Associações entre a hipermetropia e outros erros refrativos e visuais

Merry Goedert
Luciana Dias Pinto
Juliana Tessari Dias Rohr

# Associações entre a hipermetropia e outros erros refrativos e visuais

ScienciaScripts

**Imprint**



Cover image: www.ingimage.com

This book is a translation from the original published under ISBN 978-3-659-88864-9.

Publisher:
Sciencia Scripts
is a trademark of
Dodo Books Indian Ocean Ltd. and OmniScriptum S.R.L publishing group

120 High Road, East Finchley, London, N2 9ED, United Kingdom
Str. Armeneasca 28/1, office 1, Chisinau MD-2012, Republic of Moldova, Europe
Managing Directors: Ieva Konstantinova, Victoria Ursu
info@omniscriptum.com

Printed at: see last page
**ISBN: 978-620-8-57363-8**

## RESUMO

O objetivo deste artigo é estudar as associações entre a gravidade da hipermetropia e a ambliopia, o estrabismo, a anisometropia e o astigmatismo. Foi efectuado um estudo retrospetivo de caso-controlo que analisou os registos médicos de crianças com idades compreendidas entre os 0 e os 15 anos, atendidas na clínica de oftalmologia pediátrica do HBDF e submetidas a um exame oftalmológico - incluindo acuidade visual monocular com a melhor correção, teste de cobertura, refração cicloplégica e exame do fundo do olho. A hipermetropia foi classificada em três níveis de gravidade. Estes foram: grupo 1, maior ou igual a +5,00D; grupo 2, maior que +3,25D e menor que +5,00D com uma diferença de equivalente esférico maior ou igual a 0,50D; grupo 3, maior que +3,25D e menor que +5,00D com uma diferença de equivalente esférico menor que 0,50D; e grupo 4, com um equivalente esférico maior ou igual a +2,00D. O grupo de controlo com um equivalente esférico inferior a +2,00D. Para uma melhor análise dos dados, os grupos etários foram formados da seguinte forma: 0 a menos de 3 anos; 3 a 5 anos; 6 a 12 anos e 13 a 15 anos. A presença de hipermetropia maior ou igual a 2,00D SE foi associada a uma proporção significativamente maior de crianças com ambliopia (27,2 vs. 14,8%, OR = 2,150, p <0,001) e estrabismo (70,8 vs. 39,3%, OR = 3,758, p <0,0001). Além disso, a hipermetropia superior a +3,25 D foi associada a proporções mais elevadas de ambliopia (33,3% para o grupo 1, 3,8% para o grupo 2 e 36,3% para o grupo 3, tendência p <0,001), em comparação com o grupo 4 (18,1%, OR = 1,278, p> 0,4) e o grupo de controlo (14,8%, tendência p = 0,075). Quanto ao estrabismo, foi associado a proporções mais elevadas nos grupos com hipermetropia superior a +3,25D (89,5% para o grupo 1, 86,3% para o grupo 2 e 77,2% para o grupo 3, p tendência <0,0001), enquanto que foi de 50% no grupo 4 e 39,3% no grupo de controlo (p tendência <0,0001). A presença de hipermetropia também foi associada a uma proporção significativamente maior de anisometropia nos grupos com hipermetropia maior e igual a SE +2,00 (29,1 vs. 9,9%, OR = 3,708, p <0,0001) e astigmatismo (24 vs. 9,9%, OR = 2,859 p <0,0001). A presença e extensão da hipermetropia nas crianças foi associada a uma maior proporção de erros visuais e refractivos, tais como estrabismo, ambliopia, astigmatismo e anisometropia.

**Palavras-chave:** Hipermetropia. Estrabismo. Anisometropia. Astigmatismo. Crianças.

# AGRADECIMENTOS

Este projeto não teria sido possível sem o apoio de muitas pessoas. Um grande obrigado à minha orientadora, Juliana Tessari Dias Rohr, que leu minhas muitas revisões e me ajudou a dar sentido à confusão. Também gostaria de agradecer aos membros da minha comissão, Luciana Dias Pinto e Paulo Henrique A. B. Lordello, que me orientaram e apoiaram.

Finalmente, gostaria de agradecer aos meus pais e aos meus muitos amigos que suportaram este longo processo comigo, oferecendo-me sempre o seu apoio e amor.

No meio da dificuldade está a oportunidade".
Albert Einstein

## ÍNDICE DE CONTEÚDOS

## Lista de abreviaturas

| | |
|---|---|
| AC / A | Accommodative Convergence/Accommodation Ratio |
| AAPOS | American Association for Pediatric Ophthalmology and Strabismus |
| BPEDS | Baltimore Pediatric Eye Disease Study |
| CAAE | Certificate of Presentation for Ethical Consideration |
| COVD | College of Optometrists in Vision Development |
| D | Diopters |
| ET | Esotropia |
| et al | *et alii*,"and others" |
| et col | *et collegae*,"and colleagues". |
| HBDF | Hospital de Base do Distrito Federal |
| Trend p | Trend Test |
| CI | Confidence Interval |
| MEPEDS | Multi-Ethnic Pediatric Eye Disease Study |
| OR | Odds Ratio |
| P | p-value |
| RN | Rio Grande do Norte State |
| RS | Rio Grande do Sul State |
| SE | Spherical Equivalent |
| SER | Spherical Equivalent Refraction |
| SPSS | Statistical Package for the Social Sciences |
| USP | University of Sao Paulo |
| NICU | Neonatal Intensive Care Unit |
| vs | versus |
| VIP | Vision in Preschoolers Study Group |
| XT | Exotropia |

# 1 INTRODUÇÃO

## 1.1 CONCEITOS E DEFINIÇÕES

### 1.1.1 Erro refrativo

O erro refrativo é uma doença ocular muito comum. Ocorre quando o olho não consegue focar claramente as imagens do mundo exterior. Os erros de refração resultam numa visão desfocada, por vezes tão grave que pode levar a uma deficiência visual.

De acordo com a literatura[1], os quatro erros refractivos mais comuns são :

1. miopia: dificuldade em ver claramente objectos distantes ;
2. hipermetropia: dificuldade em ver com nitidez objectos próximos, que será estudada mais detalhadamente neste documento;
3. astigmatismo: visão distorcida resultante de uma curvatura irregular da córnea, o invólucro transparente do globo ocular.
4. presbiopia: que dificulta a leitura ou a visão à distância, e está associada ao envelhecimento.

- Os erros refractivos não podem ser evitados, mas podem ser diagnosticados durante um exame oftalmológico e tratados com óculos de correção, lentes de contacto ou cirurgia refractiva. Se forem corrigidos atempadamente e por profissionais de saúde ocular, não impedem o pleno desenvolvimento de uma boa função visual. As correcções podem ser feitas de várias formas, dependendo do defeito, da idade da pessoa e das exigências do trabalho ou da atividade exercida[1].

Estima-se que 19 milhões de crianças sejam portadoras de deficiência visual. Desta estimativa, 12 milhões de crianças são deficientes visuais devido a erros de refração, uma condição que pode ser facilmente diagnosticada e corrigida, enquanto 1,4 milhões são irreversivelmente cegas para o resto das suas vidas e necessitam de intervenções de reabilitação da visão para um pleno desenvolvimento psicológico e pessoal.[2]

As principais causas da deficiência visual são as seguintes

- erros refractivos não corrigidos (miopia, hipermetropia ou astigmatismo), 43%.
- cataratas não operadas, 33%.
- glaucoma, 2%.

### 1.1.2 Emmetropização

A emetropia é classicamente definida como um estado intermédio entre a miopia e a hipermetropia, em que "quando os raios paralelos incidem num olho fisiologicamente normal, são refractados de forma a convergirem para a retina, onde se focam, formando um círculo de menor confusão com o olho em estado de repouso. O processo pelo qual este estado ótico de emmetropia é alcançado durante o desenvolvimento foi denominado "emmetropização" [(3)].

Desde o nascimento, o olho cresce, e as alterações na córnea e no cristalino levam a mudanças constantes na refração. A fase mais rápida de crescimento ocorre entre os 12 e os 18 meses, seguida de uma fase mais lenta que termina aos 13 anos, quando o globo ocular atinge o tamanho médio de um adulto[(4)].

Ao considerar a etiologia dos erros refractivos, é importante compreender que a emetropização é apenas um de um número de processos homeostáticos ou disruptivos que afectam o crescimento do olho desde a conceção até à idade adulta[(5)].

À nascença, a maioria dos bebés é hipermétrope com +2,00 D. Entre os 6 e os 9 meses de idade, cerca de 6% das crianças apresentam alterações refractivas significativas, com predomínio da hipermetropia e risco de estrabismo e ambliopia[(4)].

Aos 6 anos de idade, os dois principais determinantes da refração são a refração ao nascimento e o grau de emmetropização que ocorreu nos anos seguintes. A presença de um erro refrativo significativo aos 6 anos de idade pode ser explicada por três mecanismos:

- Erro refrativo inicial muito grande a ser corrigido por emmetropização;
- Refração inicial dentro dos limites normais, mas emmetropização deficiente;
- Combinação dos dois [5]

De acordo com Flitcroft (2014), a inclinação positiva da distribuição refractiva aos 6 anos indica que a maioria dos casos de hipermetropia resulta de uma hipermetropia persistente na criança devido a uma emetropização falhada.[5]

### 1.1.3 Ambliopia

A ambliopia é um défice visual reversível que se desenvolve durante a maturação do sistema visual (que é geralmente considerado como um período crítico no desenvolvimento visual até aos sete anos de idade) e pode afetar um ou ambos os olhos [(6 7-9)].

Os factores de risco associados à ambliopia são o estrabismo (desalinhamento dos olhos) e os erros refractivos não corrigidos, em particular a anisometropia (erros refractivos desiguais entre os dois olhos) [6,10,1]1. As cataratas congénitas, a ptose congénita e as lesões ou distrofias da córnea também podem causar ambliopia, mas são menos comuns [(6,12).]

A ambliopia é o distúrbio ocular mais comum em crianças, com prevalência estimada entre 1,6% e 3,6% na América do Norte. No Brasil, a prevalência detectada por campanhas populacionais varia de 0,77% a 4% das crianças. [13]

Estudos mostram que a ambliopia é mais comum em populações desfavorecidas e que os caucasianos parecem estar em maior risco devido à elevada prevalência de esotropia e hipermetropia. A ambliopia é também quatro vezes mais comum em crianças que têm um familiar de primeiro grau com ambliopia, em bebés prematuros ou em bebés com um peso baixo para a idade gestacional[13].

No entanto, a definição de ambliopia não é consistente, não existe consenso e podem existir muitas definições diferentes na literatura. Isto deve-se ao facto de o seu conceito se poder basear em pontos de vista funcionais e anatómicos, em exames de neuroimagem ocular, em estudos em animais e em estudos biofísicos e neurofisiológicos em seres humanos [(13).]

No presente estudo, para facilitar a comparação com outros estudos, a ambliopia é definida como uma diferença maior ou igual a duas linhas na acuidade visual interocular e factores ambliogénicos unilaterais, tais como estrabismo, anisometropia e uma diferença em SE maior ou igual a 0,50 D quando um ou ambos os olhos têm hipermetropia maior que +3,50 D14.

### 1.1.4 Astigmatismo

O astigmatismo é um distúrbio comum que resulta numa visão

desfocada devido à incapacidade do sistema ocular de formar uma imagem nítida e focada na retina. É responsável por cerca de 13% dos erros de refração no olho humano.[15] O astigmatismo caracteriza-se pela formação de múltiplas linhas ou pontos focais na retina e pode ser causado por um erro na curvatura da córnea (mais comum) ou do cristalino, ou por uma descentração ou alteração do índice de refração do cristalino.[4]

Estudos anteriores sugeriram que o astigmatismo não corrigido está associado a um risco acrescido de miopia ou ambliopia.[16,17,18,19] A deteção precoce do astigmatismo em populações pediátricas é particularmente importante devido à sua potencial influência no desenvolvimento visual normal.

A causa exacta do astigmatismo é desconhecida. No entanto, têm sido avaliados factores de risco para o astigmatismo, particularmente a partir de estudos de base populacional. Recentemente, os dados do Multi-Ethnic Pediatric Eye Disease Study (MEPEDS)[(20)] e do Baltimore Pediatric Eye Disease Study (BPEDS)[(21)] foram analisados quanto aos factores de risco para o astigmatismo, tendo em conta aspectos demográficos, comportamentais e clínicos. Os dados recolhidos mostraram que a idade jovem (<12 meses), a etnia hispânica, a raça afro-americana, a presença de erros refractivos significativos (miopia ou hipermetropia) e o tabagismo materno durante a gravidez foram individualmente associados a um risco aumentado de astigmatismo.

O sintoma do astigmatismo é a dificuldade em ver objectos distantes ou próximos. Devido ao esforço contínuo para ver claramente, estes doentes queixam-se frequentemente de fadiga ocular e, noutros casos, de certos sintomas como dores de cabeça associadas a tonturas, irritabilidade e fadiga. Estes sintomas são mais frequentemente observados em doentes com astigmatismo hipermetrópico, devido ao esforço adicional de acomodação, do que em doentes com miopia(4).

Neste artigo, para efeitos de comparação com outros estudos [14], foi tido em conta o astigmatismo com um valor superior a 1,50 D entre os meridianos principais.

### 1.1.5 Anisometropia

A anisometropia é uma condição em que o erro refrativo difere entre os dois olhos. Uma diferença refractiva equivalente esférica (SER) de 1,00 dioptrias ou mais (diferença > 1,00 D) é geralmente utilizada para definir anisometropia. A maioria das anisometropias parece ser de natureza axial, como demonstrado por estudos em animais e humanos que relatam uma correlação positiva entre o grau de anisometropia e a diferença de comprimento axial interocular(22, 23, 24, 25, 26).

A anisometropia de uma criança pode ser transitória e desaparecer, como no caso da emetropia [27,28], mas pode manter-se durante um longo período, dado que as crianças com anisometropia persistente têm mais probabilidades de desenvolver ambliopia durante os anos pré-escolares (29).

Foram descritos poucos factores de risco biológicos ou ambientais para a anisometropia. No entanto, a anisometropia com equivalente esférico > 1,00D foi significativamente associada à exotropia e à admissão na unidade de terapia intensiva neonatal (UTIN), enquanto o aniso-astigmatismo (> 1,00D) foi associado à idade materna > 35 anos.[22] Ambas as formas de anisometropia foram associadas à ambliopia, mas não à esotropia ou ao baixo peso ao nascer (< 2.500g). Outros estudos sugeriram associações com uma história familiar de miopia, prematuridade e atraso no desenvolvimento((30,31,32,33).

Estudos demonstraram que as crianças com uma

hipermetropia de 2,00 D ou mais no olho menos ametrópico e uma diferença entre os dois olhos de 1,50 D ou mais desenvolvem uma forte tendência para o estrabismo convergente[(.(4))].

Cada diferença de 1,00 D, corrigida por óculos, leva a uma alteração da imagem retiniana chamada "anisikonia" - 1% quando a anomalia é axial e 1,5 a 2% quando é refractiva. O olho pode geralmente tolerar uma anisikonia de até 4%[4].

Para efeitos de comparação com outras investigações[13], a anisometropia é definida neste estudo como uma diferença interocular superior a 1,00 D para a hipermetropia; > 3,00 D para a miopia; > 1.50 D na diferença interocular para astigmatismo; uma diferença antimetropica >1,00 D e um olho >1,00 D para hipermetropia; com uma diferença antimetropica >3,00 D e um olho >2,00 D para miopia.

### 1.1.6 Estrabismo

A posição ideal do olho seria o paralelismo perfeito, mas na prática isso raramente é observado e a posição obtida depende de factores anatómicos, da inervação, da relação acomodativa convergência/acomodação e da sensação de proximidade. Estes factores são importantes para manter uma colaboração binocular correta, mas o papel da fusão sensorial e/ou da fusão motora no refinamento e estabilização do alinhamento binocular estático ou dinâmico é muito importante [(13)].

O estrabismo é um desvio no alinhamento binocular. Depois dos erros de refração, o estrabismo é a segunda causa mais comum de problemas oculares em lactentes e crianças pequenas, estando presente em 2-4% da população infantil mundial e em 2,9% da população estudantil da cidade de Natal (RN/Brasil)[(34,35,36)].

Os sintomas relatados de estrabismo incluem incapacidade de

realizar tarefas ao perto, diplopia intermitente (visão dupla) e astenopia (tensão ocular). [37]

Se uma criança com estrabismo não receber tratamento adequado, o estrabismo pode levar ao desenvolvimento de ambliopia ou impedir o desenvolvimento da binocularidade, ou seja, a capacidade de os olhos trabalharem em conjunto para produzir uma única imagem.

O estrabismo pode manifestar-se clinicamente de diferentes formas. Quando o olho está virado para trás em direção ao nariz, chama-se esotropia (ET). Quando o olho está virado para fora, chama-se exotropia (XT). Por vezes, a tropia pode ser vertical (para cima ou para baixo).

O estrabismo também pode ser classificado de acordo com a sua presença (constante) ou intermitente (presente durante determinados períodos).

Quando o estrabismo é acomodativo, pode resultar de níveis elevados de hipermetropia, por exemplo, um rácio CA / A (convergência acomodativa / acomodação) muito elevado[(37)].

Neste estudo, para correlacionar com outros estudos, o estrabismo foi considerado como qualquer heterotropia quando o olho está na posição primária[13].

### 1.1.7 Hipermetropia

A hipermetropia, também conhecida como miopia ou hipermetropia, é uma condição que ocorre quando a imagem produzida pelos raios de luz é focada atrás da retina. No caso da hipermetropia, a visão é desfocada e requer um esforço de acomodação para produzir uma imagem nítida. [37]

A hipermetropia é uma condição refractiva comum em

crianças pequenas. A maioria dos recém-nascidos e dos bebés são hipermétropes - a prematuridade, como tal, parece ser de grande importância para uma hipermetropia significativa[(38)].

No entanto, as discussões sobre a prevalência do erro refrativo hiperópico são dificultadas por variações na definição de hipermetropia (medição com ou sem cicloplegia, dioptrias de erro refrativo utilizadas como valor limite, etc.); utilização do meridiano menos hiperópico, do meridiano mais hiperópico ou do equivalente esférico (SE), hipermetropia de um olho, do olho direito, de ambos os olhos ou do SE de ambos os olhos e inclusão ou exclusão da anisometropia). Nos bebés, a falta de dados de base populacional que utilizem a refração cicloplégica impossibilita a comparação de estudos (39).

A literatura anterior sugeriu que é importante detetar hipermetropia superior a +3,25 D ou +3,50 D durante o rastreio visual [(14, 40, 41)].

O nível médio de hipermetropia que preocupa os oftalmologistas pediátricos, membros da Associação Americana de Oftalmologia Pediátrica e Estrabismo (AAPOS), é de +5,00 D desde o nascimento até aos 6 meses e de +4,00 D após 48 meses. Os membros do Colégio (COVD), por outro lado, estavam interessados em níveis mais baixos de hipermetropia: +3,50 D do nascimento aos 6 meses, +3,00 D dos 6 aos 24 meses, +2,50 D dos 24 aos 30 meses e +2,00 D após os 48 meses.[42]

Embora a maioria dos olhos hipermetrópicos acabe por se tornar emetrópico, o estrabismo e a ambliopia resultantes representam um perigo real para as crianças cujos olhos não se normalizam[((42)].

## 1.2 ANÁLISE DOCUMENTAL

### 1.2.1 Panorama mundial da hipermetropia e das suas associações

As taxas de prevalência de hipermetropia em crianças em idade escolar variam consideravelmente de país para país, oscilando entre 0,6% e 26%, com base numa definição de refração equivalente esférica (SE) de >+2,00 D.[43]

O estudo de base populacional Multi-Ethnic Pediatric Eye Disease Study (MEPEDS) foi concebido para investigar a prevalência de perturbações da visão em crianças com idades compreendidas entre os 6 e os 72 meses de quatro grupos raciais/étnicos (brancos, afro-americanos, asiáticos, hispânicos e não hispânicos) em Los Angeles e na Califórnia em 2013. A hipermetropia (SE > + 2,00D), de acordo com o MEPEDS, estava presente em 25,7% (IC 95% = 23,5% -27,9%) das crianças brancas não hispânicas e em 13,5% (IC 95% = 11,8% -15,3%) das crianças asiáticas. A prevalência de hipermetropia apenas em crianças que foram submetidas a cicloplegia refractiva foi de 28,8% em crianças brancas não hispânicas e de 15,8% em crianças asiáticas. [44]

Entre 2006 e 2008, foi também analisada a prevalência de tipos de erros refractivos em crianças chinesas de Singapura com idades compreendidas entre os 6 e os 72 meses. A prevalência global ajustada de hipermetropia (pelo menos 3,00 D) para todas as crianças foi de 1,35%, com uma prevalência crescente de 7,8% com uma resolução de pelo menos +2,00 D. Dada a idade jovem dos participantes no sítio, a primeira definição é mais conservadora e é preferida pelos autores[(45)].

No entanto, em estudos europeus que avaliaram a população adulta, Williams et al, através de uma meta-análise de 15 populações europeias, desenvolvida entre 1990 e 2013, encontraram uma prevalência global de hipermetropia em adultos de 34,7% (95% 27,9-41,6) com uma prevalência normalizada para a idade de 25,2% (95% CI 25,0 a 25,4). A hipermetropia foi menos prevalente nos participantes mais jovens [6,4% (IC 95% 3,8 a 9,0) nos participantes com idades compreendidas entre os 25 e os 29 anos] do que nos participantes de meia-idade ou mais velhos [31,2% (IC 95% 27,5 a 34,9) nos participantes com idades compreendidas entre os 55 e os 59 anos], embora as taxas tenham diminuído após os 75 anos. A prevalência de hipermetropia grave seguiu uma tendência semelhante, afectando 1-3% dos jovens e 10-13% dos idosos[46].

Atkinson (1996), em Cambridge, estimou que as crianças com hipermetropia de pelo menos + 3,50 D têm 13 vezes mais probabilidades de desenvolver estrabismo aos quatro anos do que as crianças sem hipermetropia, e seis vezes mais probabilidades de ter uma visão deficiente (ambliopia) do que as crianças sem hipermetropia, ou emmetropia ou visão "normal" - este risco pode ser reduzido se for efectuado um tratamento adequado. [47]

Analisando mais especificamente o erro refrativo, Birch et al, de 1995 a 1998 no Texas, verificaram que a prevalência de esotropia acomodativa em crianças de 1 a 8 anos aumentava com os valores de hipermetropia: 12% para uma refração + 2-3 D, 38% para uma refração + 3-4 D, 73% para uma refração + 4-5 D e 60% para uma refração superior a +5 D.48

Bich et al também estimaram, no *estudo da hipermetropia,* que os pacientes com um equivalente esférico médio <3,00 D e anisometropia tinham um risco relativo de esotropia acomodativa 7,8 vezes maior do que os pacientes não anisometrópicos com o mesmo equivalente esférico [(48).]

Jin et al (2015), na China, observaram que, entre 60 estudantes com ambliopia, 22 tinham miopia elevada (incluindo 2 com miopia elevada e astigmatismo elevado), 16 tinham hipermetropia elevada (incluindo 1 com hipermetropia elevada e astigmatismo elevado) e 5 tinham apenas astigmatismo elevado. Os restantes 17 alunos sofriam de outras condições, como estrabismo e catarata congénita. A análise de regressão logística múltipla stepwise indicou que a hipermetropia alta foi o fator SRE mais fortemente associado à ambliopia ($p<0,01$, OR = 167,40, IC95%: 75,14~372,94), seguido por alto astigmatismo ($p<0,01$, OR = 17,44, IC95%: 6,25~48,68) e alta miopia ($p<0,01$, OR = 14,27, IC95%: 7,51~27,11).[49]

Ingram (2000), em Oxford, verificou que, em 6700 crianças, 9% tinham pelo menos +4,0 dioptrias (D) de hipermetropia aos seis meses de idade, e estimou que cerca de 20% destas crianças poderiam desenvolver algum tipo de problema ocular, tal como descrito acima. [50]

### 1.2.2 Hipermetropia panorama brasileiro e suas associações

Ferraz (2015) observou, através da amostra de nove cidades da região de São Paulo entre pacientes de 1 ano a 96 anos, a prevalência de astigmatismo foi de 59,7%, 33,8% de hipermetropia e miopia foi de 25,3%. Também foi observada a associação entre hipermetropia e hipermetropia moderada a grave com idade (p <0,001), sexo (p = 0,02 e p <0,001) e eixo cilíndrico (p <0,001) [(51)].

Em outro estudo com a população brasileira, Garcia et al (2005), em Natal, RN, avaliando 1.024 pacientes com idade entre 5 e 46 anos, verificaram que a hipermetropia foi o erro refrativo mais comum, com 71%, seguido do astigmatismo (34%) e da miopia (13,3%). Entre os alunos com miopia e hipermetropia, 48,5% e 34,1%, respetivamente, sofriam de astigmatismo. [52]

Segundo Castagno et al, no período de abril a dezembro de 2012, entre alunos de primeira a oitava série de escolas públicas de Pelotas, RS, a prevalência de hipermetropia moderada foi de 13,4% (IC 95%, 11,2- 15,4) e 85% não usavam óculos.[53]

De acordo com pesquisa realizada na Universidade de São Paulo (USP), em 2011, em 37 pacientes com idade entre 5 e 8 anos com hipermetropia bilateral e ambliopia esotrópica, os olhos amblíopes apresentavam maior hipermetropia, menor poder corneano, lente mais potente, vítreo mais raso e câmara de menor comprimento axial [(54).]

### 1.2.3 Factores de risco

Na literatura, a hipermetropia tem sido associada a factores de risco como :

a) Etnia

Há provas de que as crianças caucasianas são mais hipermétropes do que as crianças afro-americanas, negras e asiáticas (leste e sul da Ásia)[55].

b) Idade

A prevalência da hipermetropia diminui com a idade, sendo de : 5% após os 7 anos, 2 a 3% entre os 9 e os 14 anos e cerca de 1% aos 15 anos [(55).]

c) Tipo

Em termos de prevalência de género, as raparigas têm mais probabilidades de serem hipermétropes do que os rapazes. Um estudo realizado na Austrália em 2008 revelou que as raparigas com 6 anos de idade tinham, em média, mais probabilidades de serem hipermétropes (15,5% de hipermetropia) (IC 95% 12,7 a 18,4) do que os rapazes da mesma idade (10,9%) (IC 95% 8,5 a 13,2) (p = 0,005). [43,55]

No entanto, um estudo de crianças com idades compreendidas entre os 6 e os 18 anos na Polónia encontrou uma maior prevalência de hipermetropia nos rapazes (40,3%) (IC 95% 38,5-42,1) do que nas raparigas do mesmo grupo etário (35,3%) (IC 95% 33,6 a 37,0). 55, 56

d) Genética

Os estudos com gémeos mostram uma elevada concordância do erro refrativo entre gémeos monozigóticos e dizigóticos. Quando a miopia e a hipermetropia (D < 0,5 e > 0,5 D, respetivamente) foram tratadas como caraterísticas binárias, a hereditariedade foi de 90% (IC 95%, 81% - 95%) para a miopia e de 89% (IC 95%, 81% - 94%) para a hipermetropia.[39,57]

Estudos populacionais do erro refrativo em adultos, apesar da desvantagem de utilizar a refração sem cicloplegia, demonstraram uma agregação familiar da hipermetropia.[39,58,59] Numa população de 34 recém-nascidos com um progenitor ou irmão com esotropia, verificou-se que a hipermetropia de pelo menos 4 D em qualquer meridiano estava presente em 38% das crianças com 6 meses de idade - uma prevalência muito superior às estimativas para a população em geral nesta idade, como já foi referido. [60]

e) Factores gestacionais e perinatais

No que diz respeito aos factores de risco gestacionais, existe uma forte associação entre a hipermetropia e os maços de cigarros durante a gravidez [(61)].

Borchert et al relataram que a relação parece ser linear e dependente da dose, com uma prevalência 6% maior de hipermetropia para cada aumento de 10 meses no tabagismo materno durante a gestação.[(61] O tabagismo materno continuou a ser um fator de risco significativo para níveis limiares mais elevados de hipermetropia, definidos como: hipermetropia > + 3,00D (OR 1,45, IC 95% 1,14 a 1,84) e hipermetropia > + 3,50D (OR 1,39, IC 95% 1,02 a 1,90) para a coorte estudada. [61]

A forte associação entre o tabagismo materno e a hipermetropia na infância apoia a ideia de que os receptores nicotínicos de acetilcolina podem regular o crescimento do olho de forma antagónica aos receptores muscarínicos de acetilcolina, promovendo assim o alongamento axial do olho [(61)].

f) Factores ambientais

Existem poucos estudos sobre a associação entre a área de residência (urbana ou rural) e a prevalência de hipermetropia em crianças.

Um estudo iraniano mostrou que as crianças com idades compreendidas entre os 7 e os 15 anos que viviam em zonas rurais tinham maior probabilidade de serem hipermétropes do que as que viviam em zonas urbanas, OR = 2,0 (IC 95% 1,09 a 3,65) 62. Além disso, outro estudo realizado na Polónia indicou que as crianças com idades compreendidas entre os 6 e os 18 anos que viviam em zonas urbanas apresentavam taxas de hipermetropia inferiores às das crianças que viviam em zonas rurais ($p<0,001$). [56]

Rose et al observaram que as crianças australianas com idades compreendidas entre os 6 e os 12 anos que passavam mais tempo por semana em actividades ao ar livre (desportos ao ar livre, piqueniques e caminhadas) tinham maior probabilidade de sofrer de hipermetropia do que as que passavam menos tempo nessas actividades, após ajustamento para o sexo, origem étnica, presença de miopia no país, actividades de proximidade, educação materna e paterna e mães que trabalham no exterior ($p = 0,009$ e $p = 0,0003$, respetivamente). [63] O estudo concluiu ainda que o equivalente esférico hipermétrope foi mais frequente nas crianças que passavam menos tempo em actividades de proximidade e mais tempo em actividades ao ar livre.[63]

g) Nível de educação dos pais e condições socioeconómicas

A maioria destes estudos não mostrou uma associação significativa entre a educação dos pais e a hipermetropia nas crianças.[55]

Em termos de estatuto socioeconómico, o emprego materno está diretamente relacionado com a hipermetropia em crianças de 6 anos na Austrália ($p = 0{,}02$), embora não esteja associado ao rendimento familiar ou ao emprego paterno ($p > 0{,}1$).[43]

# 2. OBJECTIVO

## 2.1 Objetivo geral

Estudar a associação e a gravidade da hipermetropia com a ambliopia, o estrabismo, a anisometropia e o astigmatismo.

## 2.2 Objectivos específicos

Este estudo foi desenvolvido com o objetivo de esclarecer a prevalência da hipermetropia e suas associações com ambliopia, estrabismo, anisometropia e astigmatismo no serviço de oftalmologia pediátrica do Hospital de Base do Distrito Federal (HBDF), a fim de promover melhorias no atendimento aos pacientes e proporcionar conhecimento à equipe técnica e a extensão desta importante condição em nossa realidade local.

# 3. METODOLOGIA

## 3.1 Conceção do estudo

Para atingir os objetivos da pesquisa, foi realizado um estudo retrospetivo, transversal, do tipo caso-controle, por meio da análise dos prontuários do setor de atendimento pediátrico-oftalmológico do Hospital de Base do Distrito Federal.

## 3.2 Caraterísticas da zona de estudo

O estudo foi realizado no setor de atendimento pediátrico e oftalmológico do Hospital de Base do Distrito Federal. O Hospital de Base do Distrito Federal é referência para o atendimento em diversas especialidades. É também referência em oftalmologia e é responsável pelo atendimento ambulatorial e de urgência e emergência da rede da Secretaria de Saúde do Distrito Federal, atendendo toda a população do Distrito Federal e Entorno.

## 3.3 População-alvo

Foram analisados os prontuários de crianças de 0 a 15 anos atendidas no ambulatório de oftalmologia pediátrica do Hospital de Base do Distrito Federal no período de janeiro de 2013 a janeiro de 2015.

Esta população foi incluída no estudo devido ao impacto significativo da hipermetropia e das suas associações neste grupo etário.

## 3.4 Conceptualização e definição de casos

Os casos estudados no âmbito desta investigação foram definidos como todos os pacientes com idades compreendidas entre os

0 e os 15 anos com hipermetropia, que é classificada em quatro níveis consoante a sua gravidade:

Grupo 1: Hipermetropia maior ou igual a + 5,00D

Grupo 2: Hipermetropia maior que +3,25D e menor que +5,00D com diferença de esfera equivalente maior ou igual a 0,50D.

Grupo 3: Hipermetropia superior a +3,25D e inferior a +5,00D com uma diferença inferior a 0,50D de equivalente esférico.

Grupo 4: Equivalente esférico (SE) de hipermetropia maior ou igual a +2,00D. Grupo de controlo: equivalente esférico inferior a +2,00D.

Foram também definidos os aspectos relativos à classificação das variáveis em combinação. Estes são os seguintes

Astigmatismo: erro refrativo superior a 1,5 D em relação ao meridiano original.

Anisometropia: erro refrativo da diferença interocular superior a 1,00 D em caso de hipermetropia ou 1,50 D em caso de astigmatismo.

Estrabismo: a cada heteropia na posição do olho primário

Ambliopia: duas ou mais linhas de diferença interocular na medição da acuidade visual.

Os critérios de exclusão foram previamente definidos para os pacientes com outros erros refractivos, síndromes ou necessidades especiais, ou que não preencheram os registos médicos. Estes casos serão excluídos da investigação.

### 3.5 Recolha de dados

Foi realizada uma revisão do prontuário eletrônico (Trak Care®) de todos os pacientes do ambulatório de oftalmologia pediátrica do Hospital de Base do Distrito Federal, no período de janeiro de 2013 a janeiro de 2015.

Dos 1.405 registos médicos analisados, 509 foram incluídos

no estudo. Estas pessoas tinham sido submetidas a um exame ocular completo, incluindo um teste de acuidade visual monocular sem e com a melhor correção a seis metros, um teste de cobertura, uma refração cicloplégica e um exame de fundo de olho ( ).

Oitocentos e noventa e seis ficheiros foram excluídos do estudo devido a dados incompletos, alterações do fundo do olho, cataratas, miopia, necessidades especiais e síndromes como Down ou Duane.

## 3.6 Tabulação de dados

Para facilitar a análise dos dados, as faixas etárias foram divididas da seguinte forma: 0 a menos de 3 anos; 3 a 5 anos; 6 a 12 anos e 13 a 15 anos.

## 3.7 Análise estatística dos dados

O odds ratio e os intervalos de confiança de 95% foram calculados a partir do modelo de regressão logística. Para verificar a presença de diferenças entre os grupos, foi aplicado o teste de tendência de Cochran-Armitage[64].

Para a análise estatística, utilizámos o software SPSS, versão 18.0, e foram considerados estatisticamente significativos os testes com valor de p inferior a 0,05[(.(64)).]

## 3.8 Considerações éticas

Esta investigação segue os princípios da Declaração de Helsínquia e respeita a privacidade das pessoas envolvidas, sendo os seus dados confidenciais e detidos exclusivamente pelos seus autores.

O estudo foi autorizado pela Secretaria de Estado do Distrito

Federal (SESDF) na pessoa do Diretor do Hospital de Base do Distrito Federal (HBDF) e do Chefe do Serviço de Oftalmologia do HBDF. Também foi previamente aprovado pelo Comitê de Ética em Pesquisa da FEPECS (Fundação de Ensino e Pesquisa em Ciências da Saúde) sob a égide do CAAE: 42385715.1.0000.5553.

## 4. RESULTADOS

Das 509 crianças avaliadas no estudo, 158 (31%) apresentavam hipermetropia maior ou igual a SE + 2,00D. Destas crianças, 48 (30,37%) estavam no grupo 1, 22 (13,92%) no grupo 2, 22 (13,92%) no grupo 3 e 66 (41,77%) no grupo 4. 95 (18,6%) tinham ambliopia, 250 (49,1%) tinham estrabismo, 81 (15,9%) tinham anisometropia e 73 (14,3%) tinham astigmatismo.

A presença de hipermetropia maior ou igual a +2,00D SE foi associada a uma proporção significativamente maior de crianças amblíopes (27,2 vs. 14,8%, OR = 2,150, p <0,001) (Tabela 1) e estrabismo (70,8 vs. 39,3% OR = 3,758, p <0,0001) (Tabela 2). Além disso, a hipermetropia superior a +3,25 D foi associada a proporções mais elevadas de ambliopia (33,3% para o grupo 1, 31,8% para o grupo 2 e 36,3% para o grupo 3, tendência, p <0,001) em comparação com o grupo 4 (18,1%, OR = 1,278, p> 0,4) e o grupo de controlo (14,8%, p = 0,075 tendência).

Não encontrámos uma diferença significativa entre os grupos, apesar das diferenças que encontrámos ao comparar cada grupo com o grupo de controlo. Em alguns casos, temos uma indicação de que existe uma diferença entre os grupos (como na tabela em que o valor de p foi de 0,075) (Tabela 1), o que mostra que, se aumentarmos o grupo de amostra, é provável que tenhamos uma diferença significativa.

Tabela 1. Hipermetropia vs ambliopia de 0 a 15

| Groups | Amblyopia | | | | |
|---|---|---|---|---|---|
| | N | n(POS) | (NEG) | OR (IC 95%) | p |
| No | 351 | 52 | 299 | 1 | |
| Yes | 158 | 43 | 115 | 2.150 (1.360 – 3.398) | 0.001 |
| Group 1 | 48 | 16 | 32 | 2.875 (1.473 – 5.610) | 0.001 |
| Group 2 | 22 | 7 | 15 | 2.683 (1.044 – 6.899) | 0,034 |
| Group 3 | 22 | 8 | 14 | 3.286 (1.313 – 8.222) | 0.008 |
| Group 4 | 66 | 12 | 54 | 1.278 (0.640 – 2.551) | 0.486 |
| Trend p | 0.075 | | | | |

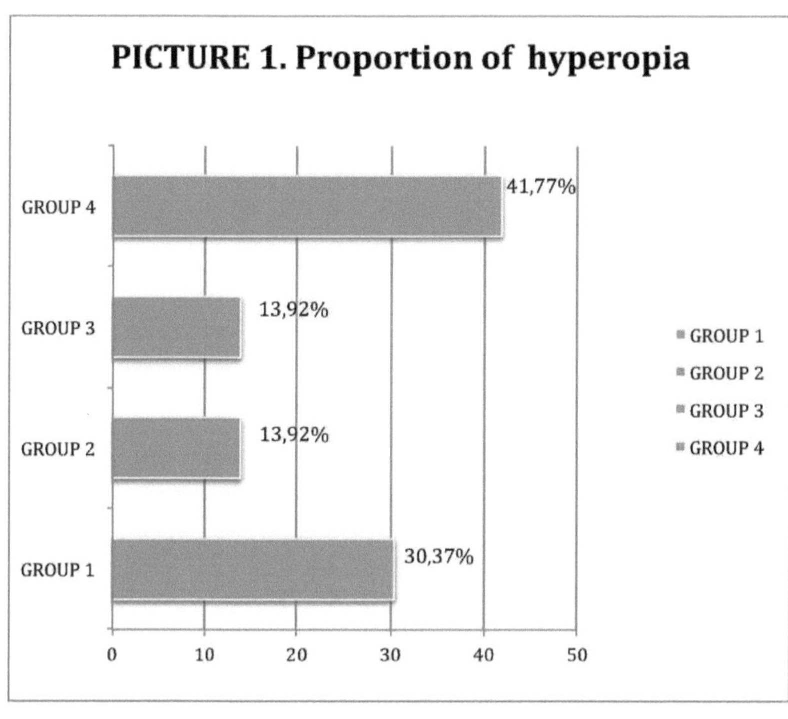

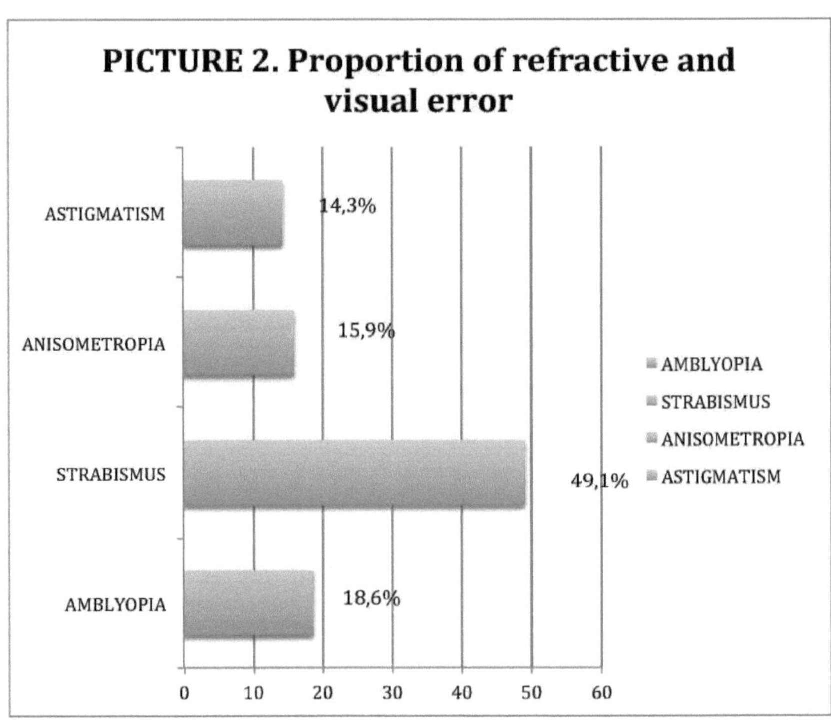
PICTURE 2. Proportion of refractive and visual error
ASTIGMATISM
ANISOMETROPIA
STRABISMUS
AMBLYOPIA
14,3%
15,9%
49,1%
18,6%
0
10
20
30
40
50
60
AMBLYOPIA
STRABISMUS
ANISOMETROPIA
ASTIGMATISM

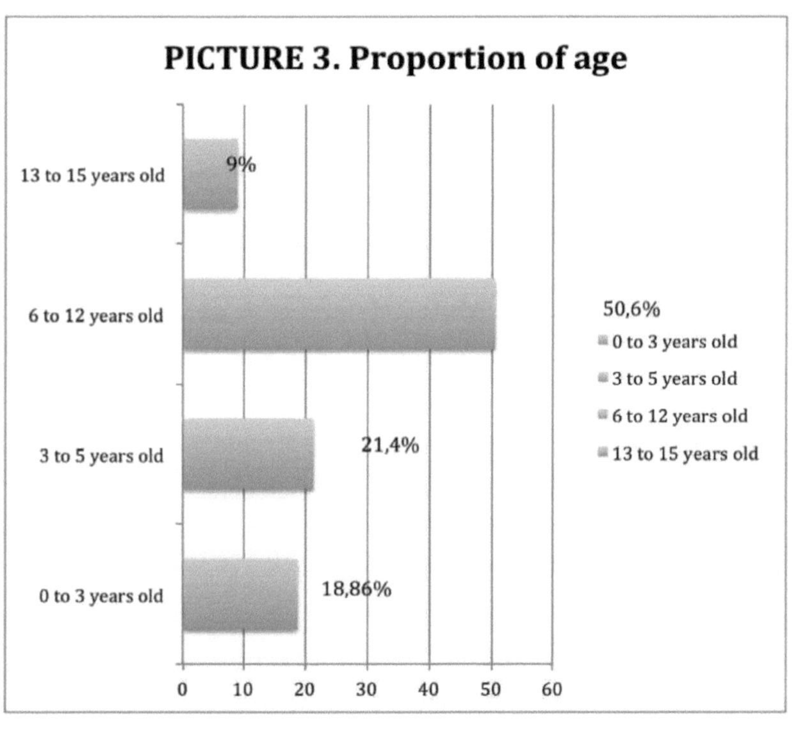
PICTURE 3. Proportion of age
13 to 15 years old
6 to 12 years old
3 to 5 years old
0 to 3 years old
9%
50,6%
21,4%
18,86%
0 to 3 years old
3 to 5 years old
6 to 12 years old
13 to 15 years old
0
10
20
30
40
50
60

Tabela 2. Hipermetropia vs estrabismo dos 0 aos 15 anos de idade

| Groups | Strabismus | | | | |
|---|---|---|---|---|---|
| | N | n(POS) | (NEG) | OR (IC 95%) | p |
| No | 351 | 138 | 213 | 1 | |
| Yes | 158 | 112 | 46 | 3.758 (2.508 – 5.632) | 0.000 |
| Group 1 | 48 | 43 | 5 | 13.274 (5.31 – 34.341) | 0.000 |
| Group 2 | 22 | 19 | 3 | 9.775 (2.839 – 33.657) | 0.000 |
| Group 3 | 22 | 17 | 5 | 5.248 (1.893 – 14.551) | 0.000 |
| Group 4 | 66 | 33 | 33 | 1.543 (0.910 – 2.617) | 0.105 |
| Trend p | 0.000 | | | | |

O estrabismo foi associado a proporções mais elevadas nos grupos com hipermetropia superior a +3,25 D (89,5% para o grupo 1, 86,3% para o grupo 2 e 77,2% para o grupo 3, tendência p<0,0001) em comparação com o grupo 4 (50%) e o grupo de controlo (39,3%).

Tabela 3. Hipermetropia e anisometropia dos 0 aos 15 anos de idade

| Groups | Anisometropia | | | | |
|---|---|---|---|---|---|
| | N | n(POS) | (NEG) | OR (IC 95%) | p |
| No | 351 | 35 | 316 | 1 | |
| Yes | 158 | 46 | 112 | 3.708 (2.273 – 6.051) | 0.000 |
| Group 1 | 48 | 23 | 25 | 8.306 (4.271 – 16.156) | 0.000 |
| Group 2 | 22 | 10 | 12 | 7.524 (3.032 – 18.672) | 0.000 |
| Group 3 | 22 | 9 | 13 | 6.251 (2.494 – 15.666) | 0.000 |
| Group 4 | 66 | 4 | 62 | 0.582 (0.200 – 1.698) | 0.317 |
| Trend p | 0.000 | | | | |

Tabela 4. Hipermetropia vs astigmatismo dos 0 aos 15 anos de idade

| Groups | Astigmatism | | | | |
|---|---|---|---|---|---|
| | N | n(POS) | (NEG) | OR (IC 95%) | p |
| No | 351 | 35 | 316 | 1 | |
| Yes | 158 | 38 | 120 | 2.859 (1.725 – 4.737) | 0.000 |
| Group 1 | 48 | 18 | 30 | 5.417 (2.742 – 10.700) | 0,.00 |
| Group 2 | 22 | 8 | 14 | 5.159 (2.023 – 13.157) | 0.000 |
| Group 3 | 22 | 9 | 13 | 6.251 (2.494 – 15.666) | 0.000 |
| Group 4 | 66 | 3 | 63 | 0.430 (0.128 – 1.441) | 0.160 |
| Trend p | 0,000 | | | | |

A presença de hipermetropia também foi significativamente associada a uma maior proporção de anisometropia nos grupos com hipermetropia maior ou igual a +2,00 SE (29,1 vs. 9,9%, OR = 3,708, p <0,0001) (Tabela 3) e astigmatismo (24 vs. 9,9%, OR = 2,859 p <0,0001) (Tabela 4).

Das 509 crianças do estudo, 96 (18,86%) tinham de 0 a 3 anos, 109 (21,4%) de 3 a 5 anos, 258 (50,6%) de 6 a 12 anos e 46 (9%) de 13 a 15 anos.

Não foi possível demonstrar a associação entre a deficiência visual e a hipermetropia no grupo etário dos 0-3 anos devido à reduzida dimensão da amostra (quadros 5 e 8).

Tabela 5. Hipermetropia vs ambliopia dos 0 aos 3 anos de idade

| Groups | Anisometropia | | | | |
|---|---|---|---|---|---|
| | N | n(POS) | (NEG) | OR (IC 95%) | p |
| No | 63 | 0 | 63 | 1 | |
| Yes | 33 | 0 | 33 | - | - |
| Group 1 | 6 | 0 | 6 | - | - |
| Group 2 | 0 | 0 | 0 | - | - |
| Group 3 | 3 | 0 | 3 | - | - |
| Group 4 | 24 | 0 | 24 | - | - |
| Trend p | - | | | | |

Tabela 6. Hipermetropia e anisometropia dos 0 aos 3 anos de idade

| Groups | Anisometropia | | | | |
|---|---|---|---|---|---|
| | N | n(POS) | (NEG) | OR (IC 95%) | p |
| No | 63 | 0 | 63 | 1 | |
| Yes | 33 | 0 | 33 | - | - |
| Group 1 | 6 | 0 | 6 | - | - |
| Group 2 | 0 | 0 | 0 | - | - |
| Group 3 | 3 | 0 | 3 | - | - |
| Group 4 | 24 | 0 | 24 | - | - |
| Trend p | - | | | | |

Tabela 7. Hipermetropia e astigmatismo dos 0 aos 3 anos de idade

| Groups | Astigmatism | | | | |
|---|---|---|---|---|---|
| | N | n(POS) | (NEG) | OR (IC 95%) | p |
| No | 63 | 0 | 63 | 1 | |
| Yes | 33 | 0 | 33 | - | - |
| Group 1 | 6 | 0 | 6 | - | - |
| Group 2 | 0 | 0 | 0 | - | - |
| Group 3 | 3 | 0 | 3 | - | - |
| Group 4 | 24 | 0 | 24 | - | - |
| Trend p | - | | | | |

Tabela 8. Hipermetropia vs estrabismo dos 0 aos 3 anos de idade

| Groups | Strabismus | | | | |
|---|---|---|---|---|---|
| | N | n(POS) | (NEG) | OR (IC 95%) | p |
| No | 63 | 36 | 27 | 1 | |
| Yes | 33 | 18 | 15 | 1.111 (0.476 – 2.593) | 0.807 |
| Group 1 | 6 | 4 | 2 | 2.667 (0.455 – 15.643) | 0.263 |
| Group 2 | 0 | 0 | 0 | - | - |
| Group 3 | 3 | 2 | 1 | 2.667 (0.230 – 30.957) | 0.417 |
| Group 4 | 24 | 9 | 15 | 0.800 (0.305 – 2.101) | 0.650 |
| Trend p | 0.176 | | | | |

Nas crianças de 6 a 12 anos, a combinação de hipermetropia maior ou igual a SE + 2,00D com estrabismo, astigmatismo e/ou anisometropia foi estatisticamente significativa (80,5%, 38,8% e 45,8%; OR = 7,897, 3,747 4,983 e p <0,001, respetivamente) (Tabelas 9 a 12).

Tabela 9. Hipermetropia vs ambliopia em crianças dos 6 aos 12 anos

| Groups | Amblyopia | | | | |
|---|---|---|---|---|---|
| | N | n(POS) | (NEG) | OR (IC 95%) | p |
| No | 186 | 31 | 155 | 1 | |
| Yes | 72 | 30 | 42 | 3.571 (1.947 – 6.552) | 0.000 |
| Group 1 | 25 | 12 | 13 | 4.615 (1.925 – 11.063) | 0.000 |
| Group 2 | 11 | 4 | 7 | 2.857 (0.788 – 10.354) | 0.097 |
| Group 3 | 14 | 6 | 8 | 3.750 (1.216 – 11.569) | 0.015 |
| Group 4 | 22 | 8 | 14 | 2.857 (1.105 – 7.391) | 0.025 |

Tabela 10. Hipermetropia vs estrabismo em crianças dos 6 aos 12 anos

| Groups | Strabismus | | | | |
|---|---|---|---|---|---|
| | N | n(POS) | (NEG) | OR (IC 95%) | p |
| No | 186 | 64 | 122 | 1 | |
| Yes | 72 | 58 | 14 | 7.897 (4.093 – 15.240) | 0.000 |
| Group 1 | 25 | 24 | 1 | 45.750 (6.050 – 345.957) | 0.000 |
| Group 2 | 11 | 10 | 1 | 19.063 (2.387 – 152.245) | 0.000 |
| Group 3 | 14 | 12 | 2 | 11.438 (2.484 – 52.673) | 0.000 |
| Group 4 | 22 | 12 | 10 | 2.288 (0.937 – 5.582) | 0.064 |
| Trend p | 0.001 | | | | |

Tabela 11. Hipermetropia vs astigmatismo 6 a 12 anos de idade

| Groups | Astigmatism | | | | |
|---|---|---|---|---|---|
| | N | n(POS) | (NEG) | OR (IC 95%) | p |
| No | 186 | 27 | 159 | 1 | |
| Yes | 72 | 28 | 44 | 3.747 (2.005 – 7.003) | 0.000 |
| Group 1 | 25 | 15 | 10 | 8.833 (3.598 – 21.686) | 0.000 |
| Group 2 | 11 | 4 | 7 | 3.365 (0.922 - 12,279) | 0.053 |
| Group 3 | 14 | 8 | 6 | 7.852 (2.525 – 24.414) | 0.000 |
| Group 4 | 22 | 1 | 21 | 0.280 (0.036 – 2.172) | 0.195 |
| Trend p | 0.001 | | | | |

Tabela 12. Hipermetropia e anisometropia dos 6 aos 12 anos de idade

| Groups | Anisometropia | | | | |
|---|---|---|---|---|---|
| | N | n(POS) | (NEG) | OR (IC 95%) | p |
| No | 186 | 27 | 159 | 1 | |
| Yes | 72 | 33 | 39 | 4.983 (2.87 – 9.240) | 0.000 |
| Group 1 | 25 | 18 | 7 | 15,143 (5.777 – 39.693) | 0.000 |
| Group 2 | 11 | 5 | 6 | 4.907 (1.399 – 17.214) | 0.007 |
| Group 3 | 14 | 8 | 6 | 7.852 (2.525 – 24.414) | 0.000 |
| Group 4 | 22 | 2 | 20 | 0.589 (0.130 – 2.665) | 0.487 |
| Trend p | 0.000 | | | | |

# 5. DISCUSSÃO

## 5.1 Análise crítica dos resultados

Este estudo avaliou a associação da hipermetropia com diversos erros refrativos e visuais (ambliopia, estrabismo, anisometropia e astigmatismo) em crianças (N = 509) atendidas no serviço de oftalmologia pediátrica do Hospital de Base do Distrito Federal. Os grupos de estudo diferiam em termos de raça, etnia e região geográfica.

Os resultados deste estudo são semelhantes aos do estudo VIP (Vision and Refractive Error Characteristics), que mostrou que as crianças hipermétropes em idade pré-escolar eram mais susceptíveis de sofrer de anisometropia e astigmatismo, ambliopia e estrabismo. Consequentemente, as crianças em idade pré-escolar com hipermetropia superior a 3,25 têm maior probabilidade de apresentar outras alterações visuais significativas[14].

De acordo com a literatura, o estudo também associou a hipermetropia a um risco acrescido de anisometropia e/ou astigmatismo em crianças em idade pré-escolar e escolar. [14.43]. Esses dados também foram encontrados em um estudo que avaliou crianças australianas em idade escolar e observou que a anisometropia estava presente em 9,7% das crianças de 6 anos e 36,2% das crianças de 12 anos[43].

Este estudo mostra que a hipermetropia superior a +3,25 D está associada a proporções mais elevadas de ambliopia. No entanto, não foram encontradas diferenças significativas entre os grupos, embora tenham sido encontradas diferenças ao comparar cada grupo com o grupo de controlo. Em alguns casos, há uma indicação de que existe uma diferença significativa entre os grupos, o que mostra que, com uma amostra maior, provavelmente seria observada uma diferença significativa. Apesar das diferenças metodológicas que impedem a comparação direta do nível de risco associado à hipermetropia, os resultados do estudo VIP mostraram que a maior magnitude da hipermetropia está associada a maiores riscos de ambliopia e estrabismo em crianças em idade pré-escolar, tal como no presente estudo[14].

Além disso, este estudo confirma a literatura anterior no que respeita à forte associação entre estrabismo e hipermetropia, que também depende da gravidade da hipermetropia [(14,65)].

Estes resultados confirmam relatórios anteriores que mostraram uma associação entre hipermetropia e ambliopia e/ou estrabismo.[(14,19,43)] Estes resultados explicam em parte porque é que os testes de rastreio de erros refractivos podem corroborar a deteção de ambliopia e estrabismo.

## 5.2 Limites do estudo

É importante ressaltar que este estudo avaliou um grande número de crianças (N = 509) encaminhadas ao serviço de oftalmologia pediátrica do Hospital de Base do Distrito Federal. Embora a amostra tenha resultado da análise de todos os processos (com exceção dos casos exclusivos), esta amostra tem maior probabilidade de apresentar perturbações visuais do que a proporção de perturbações visuais em crianças com e sem hipermetropia na população em geral, por se tratar de uma clínica específica.

Entre as limitações do estudo, podemos citar o fato de que, após a estratificação da amostra, não foi possível avaliar a correlação entre ambliopia e hipermetropia em crianças menores de 3 anos, nem estabelecer uma correlação entre sexo e idade em relação à hipermetropia.

## 5.3 Considerações finais

A coexistência da hipermetropia com outras perturbações da visão deve ser tida em conta na preparação de orientações para os exames pediátricos e para a gestão do erro refrativo. Devido ao risco acrescido de outras perturbações da visão, o rastreio visual em crianças em idade pré-escolar e escolar deve identificar e encaminhar as crianças em risco de hipermetropia moderada a elevada. A investigação futura deve explorar mais aprofundadamente as implicações educativas e cognitivas da hipermetropia, bem como o efeito da correção precoce, a fim de melhorar a compreensão e fornecer orientações óptimas para a gestão deste problema visual.

## 6. CONCLUSÃO

Concluindo, observou-se que a presença e a extensão da hipermetropia em crianças de 0 a 15 anos atendidas no serviço de oftalmologia pediátrica do Hospital de Base do Distrito Federal estão associadas :

- Aumento do risco de ambliopia e estrabismo e
- Aumento do risco de anisometropia e/ou astigmatismo.

Os dados mostram que a hipermetropia coexiste com outras perturbações da visão.

## REFERÊNCIAS


1. Organização Mundial de Saúde. **O que é um erro de refração?** Disponível no seguinte endereço: <http://www.who.int/features/qa/45/en/>. Acedido em 23/06/2015.

2. Organização Mundial de Saúde. **Visual impairment and blindness (Deficiência visual e cegueira)**. Disponível no seguinte endereço: <<http://www.who.int/mediacentre/factsheets/fs282/en/>. Acedido em 22/06/2015.

3. Ian G. Morgan, Kathryn A. Rose, Leon B. Ellwein e o Grupo de Inquérito do Estudo do Erro Refrativo em Crianças. **Is Emmetropia the Natural Endpoint of Refractive Development in Humans? An Analysis of Population-based Data from the Refractive Error Study in Children (RESC).** Ata Ophthalmol. 2010 Dec ; 88(8) : 877-884.

4. Schor, Paulo; Uras, Ricardo; Veitzman, Silvia. **Optica, Refragao e Visao Subnormal**. Srie Oftalmologia Brasileira (CBO), 3 ed. - Rio de Janeiro: Cultura Medica: Guanabara Koogan, 2013.

5. Flitcroft DI. **Emmetropisation and the etiology of refractive erros**. Eye (Lond). 2014 Feb; 28(2): 169-179. Publicado online em 10 de janeiro de 2014.

6. Christine Schmucker, Robert Grosselfinger, Rob Riemsma, Gerd Antes, Stefan Lange, Wolf Lagreze e Jos Kleijnen. **Effectiveness of screening preschool children for amblyopia: a systematic review (Eficácia do rastreio da ambliopia em crianças em idade pré-escolar: uma revisão sistemática)**. BMC Ophthalmol. 2009; 9: 3.

7. Assaf AA. **O período sensível: transferência de fixação após oclusão para estrabismo ambliopia estrabismica**. Br J Ophthalmol. 1982;66:64-70. doi : 10.1136/bjo.66.1.64.

8. Von Noorden GK. **Binocular vision and ocular motility**. 4. St Louis: Mosby; 2002.

9. Flynn JT, Woodruff G, Thompson JR, Hiscox F, Feuer W, Schiffman F, Corona A, Smith LK. **The therapy of amblyopia: an analysis comparing the results of amblyopia therapy using two pooled data sets**. Trans Am Ophthalmol Soc. 1999;97:373-390.

10. Simons K. **Rastreio visual pré-escolar: fundamentação, metodologia e resultados**. Surv Ophthalmol.1996;41:3-30.

11. Academia Americana de Oftalmologistas. **A ambliopia é uma condição médica**. AAO; 2006.<http://www.aao.org/clinical-statement/amblyopia-is- medical-condition--december-2006> Acedido em 23/06/2015.

12. Hatt S, Antonio-Santos A, Powell C, et al. **Intervenções de privação de estímulos para ambliopia**. Base de dados Cochrane Syst Rev. 2014

13. Bicas, Haley E.A.; Souza-Dias, Carlos R.; Almeida, Henderson C.. **Estrabismo**. Série Oftalmologia Brasileira (CBO), 3 ed. - Rio de Janeiro: Cultura Medica: Guanabara Koogan, 2013.

14. Marjean Taylor Kulp, Gui-shuang Ying, Jiayan Huang, Maureen Maguire, Graham Quinn, Elise B. Ciner|, Lynn A. Cyert, Deborah A. Orel-Bixler, e Bruce D. Moore, para o Grupo de Estudo VIP. **Associations between Hyperopia and Other Vision and Refractive Error Characteristics (Associações entre Hipermetropia e Outras Caraterísticas de Visão e Erro Refrativo).** Optometry And Vision Science Vol. 91, No. 4, Pp. 383 A 389

15. Read SA, Collins MJ, Carney LG. **Uma revisão do astigmatismo e da sua possível génese**. Clin Exp Optom.2007;90:5-19.

16. Abrahamsson M, Sjostrand J. **Eixo astigmático e ambliopia na infância**. Ata Ophthalmol Scand.2003;81:33-7.

17. Gwiazda J, Grice K, Held R, McLellan J, Thorn F. **Astigmatism and the development of myopia in children**. Vision Res. 2000;40:1019-26.

18. Tong L, Saw SM, Carkeet A, Chan WY, Wu HM, Tan D. **Prevalence rates and epidemiological risk factors for astigmatism in Singapore**

**school children**. Optom Vis Sci. 2002;79:606-13.

19. Pascual M, Huang J, Maguire MG, Kulp MT, Quinn GE, Ciner E, Cyert LA, Orel-Bixler D, Moore B, Ying GS. **Fatores de risco para ambliopia no estudo Vision in Preschoolers**. Oftalmologia. 2013 outubro 18; doi: 10.1016 / j.ophtha.2013.08.040. epub antes da impressão.

20. Conselho Editorial do Multi-Ethnic Pediatric Eye Disease Study*, para o grupo MEPEDS. **Prevalência de astigmatismo em crianças afro-americanas e hispânicas com idades compreendidas entre os 6 e os 72 meses: The Multi-Ethnic Pediatric Eye Disease Study.** Ophthalmology. 2011 Feb ; 118(2) : 284-293

21. McKean-Cowdin R, Varma R, Cotter SA, Tarczy-Hornoch K, Borchert MS, Lin JH, Wen G, Azen SP, Torres M, Tielsch JM, Friedman DS, Repka MX, Katz J, Ibironke J, Giordano L. **Factores de risco para o astigmatismo em crianças em idade pré-escolar: os estudos multi-étnicos de doenças oculares pediátricas e de doenças oculares pediátricas de Baltimore**. Ophthalmology. 2011;118:1974-81.

22. Huynh SC, Wang XY, Ip J, et al. **Prevalência e associações de anisometropia e aniso-astigmatismo numa amostra de base populacional de crianças de 6 anos de idade**. *Br J Ophthalmol.* 2006;90:597-601

23. Zhong X, Ge J, Nie H, Smith EL. **Compensação da anisometropia hiperópica induzida experimentalmente em macacos adolescentes**. *Invest Ophthalmol Vis Sci.*2004;45:3373-3379

24. Siegwart JT, Jr, Norton TT. **Tratamento com lentes binoculares no musaranho-das-árvores: efeito da idade e comparação do uso de lentes positivas com a recuperação da miopia induzida por lentes negativas**. *Exp Eye Res.* 2010;91:660-669

25. Tian Y, Tarrant J, Wildsoet CF. **Caraterísticas ópticas e biométricas da anisomopia em adultos humanos**. *Ophthalmic Physiol Opt.* 2011;31:540-549

26. Zaka-ur-Rab S. **Avaliação da relação dos parâmetros oculares e**

**da profundidade da ambliopia anisometrópica com o grau de anisometropia**. *Indian J Ophthalmol.* 2006;54:99-103

27. Almeder LM, Peck LB, Howland HC. **Prevalência de anisometropia em populações voluntárias de laboratório e de rastreio escolar**. *Invest Ophthalmol Vis Sci.* 1990;31:2448-2455

28. Abrahamsson M, Fabian G, Sjostrand J. **Um estudo longitudinal de uma amostra populacional de crianças astigmáticas. II. A variabilidade da anisometropia**. *Ata Ophthalmol (Copenhaga).* 1990;68:435-440

29. Abrahamsson M, Sjostrand J. **Natural history of infantile anisometropia**. *Br J Ophthalmol.* 1996;80:860-863

30. Lindqvist S, Vik T, Indredavik MS, Brubakk AM. **Acuidade visual, sensibilidade ao contraste, visão periférica e refração em adolescentes com baixo peso à nascença**. Ata Ophthalmol Scand. 2007;85:157-64.

31. Robaei D, Kifley A, Gole GA, Mitchell P. **The impact of modest prematurity on visual function at age 6 years: findings from a population-based study**. Arch Ophthalmol. 2006;124:871-7.

32. Saunders KJ, McCulloch DL, Shepherd AJ, Wilkinson AG. **Emmetropisation following preterm birth**. Br J Ophthalmol. 2002;86:1035- 40

33. Sandfeld Nielsen L, Skov L, Jensen H. **Disfunção visual e perturbações oculares em crianças com atraso de desenvolvimento. II. Aspectos dos erros de refração, estrabismo e sensibilidade ao contraste**. Ata Ophthalmol Scand. 2007;85:419-26.

34. Ribeiro CMS. **Estrabismo: classificação e etiopatogenia**. In: Souza- Dias CR, Almeida HC. Estrabismo. São Paulo: Roca; 1998. p.71-3.

35. Asbury T, Burke MJ. **Estrabismo**. In: Vaughan D, Asbury T. Oftalmologia geral. 4 ed. São Paulo, Atheneu; 1998. p.226-44.

36. Garcia, C.A.A ; Sousa, A.B. ; Marcelo Bezerra de Melo Mendonga,M.B. ; Andrade, L.L. ; Orefice, F. **Prevalência de**

**estrabismo nos estudantes de Natal/RN - Brasil**. Arq. Bras. Oftalmol. vol.67 no.5 São Paulo set./out. 2004.

37. Jones-Jordan, Lisa et al. **"Correção de óculos versus sem óculos para prevenção de estrabismo em crianças hipermétropes".** *Base de dados Cochrane de revisões sistemáticas* 8 (2014): CD007738. *PMC*. Web. 12 de abril de 2015.

38. Larsson EK, Rydberg AC, Holmstrom GE. **Um estudo de base populacional sobre o resultado refrativo em crianças de 10 anos de idade, pré-termo e a termo**. Arch Ophthalmol 2003;121 : 1430-6.

39. Tarczy-Hornoch K. **The epidemiology of early childhood hyperopia (A epidemiologia da hipermetropia na primeira infância)**. Optom Vis Sci 84:115-23, 2007.

40. Schmidt P, Maguire M, Dobson V, Quinn G, Ciner E, Cyert L, Kulp MT, Moore B, Orel-Bixler D, Redford M, Ying GS. **Comparação dos testes de rastreio da visão pré-escolar administrados por profissionais licenciados de oftalmologia no Vision in Preschoolers Study**. Vision in Preschoolers Study Group (Grupo de Estudo da Visão em Crianças em Idade Pré-Escolar). Ophthalmology 2004.

41. Grupo de Estudo da Visão Pré-Escolar. **Testes de rastreio da visão em idade pré-escolar administrados por enfermeiros de rastreio em comparação com rastreadores leigos no Preschool Vision Study**. Invest Ophthalmol Vis Sci 2005

42. Cotter SA, **Management of childhood hyperopia: a pediatric optometrist's perspective (Gestão da hipermetropia infantil: a perspetiva de um optometrista pediátrico).** Optom Vis Sci. 2007 Feb;84(2):103-9. Revisão. PMID : 17299339

43. JM, Robaei D, Kifley A, Wang JJ, Rose KA, Mitchell P. **Prevalência de hipermetropia e associações com achados oculares em crianças de 6 e 12 anos.** Ophthalmology. 2008;115(4):678-85. e671

44. Ge Wen, Kristina Tarczy-Hornoch, Roberta McKean-Cowdin, Susan A. Cotter, Mark Borchert, Jesse Lin, Jeniffer Kim, Rohit Varma, Multi-Ethnic Pediatric Eye Disease Study Group. **Prevalência de miopia,**

**hipermetropia e astigmatismo em crianças brancas não hispânicas e asiáticas: Estudo Multi-Étnico de Doenças Oculares Pediátricas.** Ophthalmology. 2013 outubro; 120(10): 2109-2116. Publicado online em 14 de agosto de 2013.

45. Mohamed Dirani, Yiong-Huak Chan, Gus Gazzard, Dana Marie Hornbeak, Seo-Wei Leo, Prabakaran Selvaraj, Brendan Zhou, Terri L. Young, Paul Mitchell, Rohit Varma, Tien Yin Wong, Seang-Mei Saw. **Prevalência de erro refrativo em crianças chinesas em Singapura: The Strabismus, Amblyopia, and Refractive Error in Young Singaporean Children (STARS) Study**. Invest Ophthalmol Vis Sci. 2010 março ; 51(3) : 1348-1355

46. Katie M. Williams et al**. Prevalência do erro refrativo na Europa: o Consórcio Europeu de Epidemiologia Ocular (E3)**. Eur J Epidemiol. 2015; 30(4): 305-315. Publicado online em 18 de março de 2015.

47. Atkinson J, Braddick O, Bobier B, et al. **Two infant vision screening programmes: prediction and prevention of strabismus and amblyopia from photo- and videorefractive screening**. *Eye.* 1996 ; 10 : 189-198

48. Birch EE, Fawcett SL, Morale SE, Weakley DR Jr, Wheaton DH. **Factores de risco para esotropia acomodativa em crianças hipermetrópicas**. *Invest Ophthalmol Vis Sci.* 2005; 46: 526-529

49. Jin P1, Zhu J2, Zou H1, Lu L2, Zhao H3, Li Q3, He X2**, Screening for significant refractive error using a combination of distance visual acuity and near visual acuity.** PLoS One. 2015 Feb 17;10(2):e0117399. doi: 10.1371/journal.pone.0117399.

50. Ingram RM, Gill LE, Lambert TW. **Effect of glasses on changes of spherical hypermetropia in infants who did, and did not, have strabismus**. British Journal of Ophthalmology. 2000; 84(3):324- 6.

51. Ferraz FH, Corrente JE, Opromolla P, Padovani CR, Schellini SA**. Erros de refração em uma população brasileira: distribuição por idade e sexo.** Ophthalmic Physiol Opt. 2015 Jan;35(1):19-27. doi : 10.1111/opo.12164. Epub 2014 Oct 24

52. Garcia CA, Orefice F, Nobre GF, Souza Dde B, Rocha ML, Vianna RN. [**Prevalência de erros de refração em estudantes do nordeste do Brasil**.] Arq Bras Oftalmol. 2005 May-June;68(3):321-5. Epub 2005 Jul 26.

53. Castagno, V. D. et al. **Prevalência de hipermetropia moderada e fatores associados em estudantes do ensino fundamental.** *Cidnc. saude coletiva* [online]. 2015, vol.20, n.5, pp. 1449-1458.

54. Debert I, de Alencar LM, Polati M, Souza MB & Alves MR. **Parâmetros oculométricos da hipermetropia em crianças com ambliopia esotrópica**. Ophthalmic Physiol Opt 2011, 31, 389-397.

55. Castagno V. D. et al. **"Hipermetropia: uma meta-análise da prevalência e uma revisão dos fatores associados entre crianças em idade escolar".** *BMC Ophthalmology* 14 (2014): 163. *PMC.* Web. 13 de abril de 2015

56. Czepita D, Mojsa A, Ustianowska M, Czepita M, Lachowicz E. **Prevalência de erros refractivos em crianças em idade escolar dos 6 aos 18 anos.** Ann Acad Med Stetin. 2007;53(1):53-6

57. Hammond CJ, Snieder H, Gilbert CE, Spector TD. **Genes e ambiente no erro refrativo: o estudo dos olhos gémeos.** Invest Ophthalmol Vis Sci 2001;42:1232-6.

58. Wojciechowski R, CongdonN, BowieH, MunozB, GilbertD,West S. **Agregação familiar de hipermetropia numa população idosa de irmãos em Salisbury, Maryland**. Ophthalmology 2005;112:78-83

59. Lee KE, Klein BE, Klein R, Fine JP. **Agregação do erro refrativo e alterações de 5 anos no erro refrativo entre famílias no Beaver Dam Eye Study**. Arch Ophthalmol 2001;119:1679-85.http://archopht.jamanetwork.com

60. Aurell E, Norrsell K. **Um estudo longitudinal de crianças com uma história familiar de estrabismo: factores que determinam a**

**incidência de estrabismo**. Br J Ophthalmol 1990;74:589-94.

61. Borchert MS, Varma R, Cotter SA, Tarczy-Hornoch K, McKean-Cowdin R, Lin JH, Wen G, Azen SP, Torres M, Tielsch JM, Friedman DS, Repka MX, Katz J, Ibironke J, Giordano L; **Estudo Multi-étnico sobre Doenças Oculares Pediátricas e Grupos de Estudo sobre Doenças Oculares Pediátricas de Baltimore. Risk factors for hyperopia and myopia in preschool children the multi-ethnic pediatric eye disease and Baltimore pediatric eye disease studies.** Ophthalmology. 2011 Oct;118(10):1966-73.

62. Fotouhi A, Hashemi H, Khabazkhoob M, Mohammad K. **The prevalence of refractive errors among schoolchildren in Dezful, Iran**. Br J Ophthalmol. 2007;91(3):287-292.

63. Rose KA, Morgan IG, Ip J, Kifley A, Huynh S, Smith W, Mitchell P. **A atividade ao ar livre reduz a prevalência de miopia em crianças.** Ophthalmology. 2008;115(8):1279-1285

64. Agresti, Alan (2002). **Categorical Data Analysis** (2ª ed.). Nova Iorque: Wiley.

65. Cotter SA, Varma R, Tarczy-Hornoch K, McKean-Cowdin R, Lin J, Wen G, Wei J, Borchert M, Azen SP, Torres M, Tielsch JM, Friedman DS, Repka MX, Katz J, Ibironke J, Giordano L. **Risk factors associated with childhood strabismus: the multi-ethnic pediatric eye disease and Baltimore pediatric eye disease studies**. Oftalmologia 2011;118:2251 -61

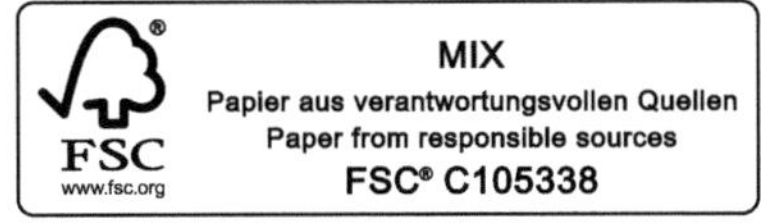


Printed by Books on Demand GmbH, Norderstedt / Germany